TRAITÉ

DES EAUX ET DES BOUES

THERMO-MINÉRALES SULFUREUSES

DE SAINT-AMAND

(NORD)

PAR D. CHARPENTIER

Docteur en médecine, membre titulaire de la Société de médecine de Paris,
correspondant de l'Académie nationale de médecine,
de la Société des sciences naturelles et médicales de Bruxelles
et d'autres sociétés savantes nationales
et étrangères.

Ceux qui s'occupent de l'examen des eaux minérales ne peuvent qu'analyser le cadavre de ces liquides. (CHAPTAL.)

PARIS

CHEZ JULES MASSON, LIBRAIRE

26, RUE DE L'ANCIENNE-COMÉDIE.

1863

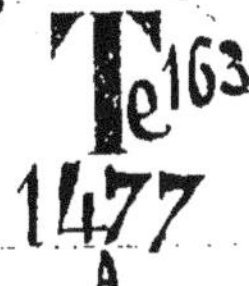

TRAITÉ
DES EAUX ET DES BOUES
THERMO-MINÉRALES SULFUREUSES
DE SAINT-AMAND
(NORD)

PARIS.—IMPRIMÉ CHEZ BONAVENTURE ET DUCESSOIS,
55, QUAI DES AUGUSTINS.

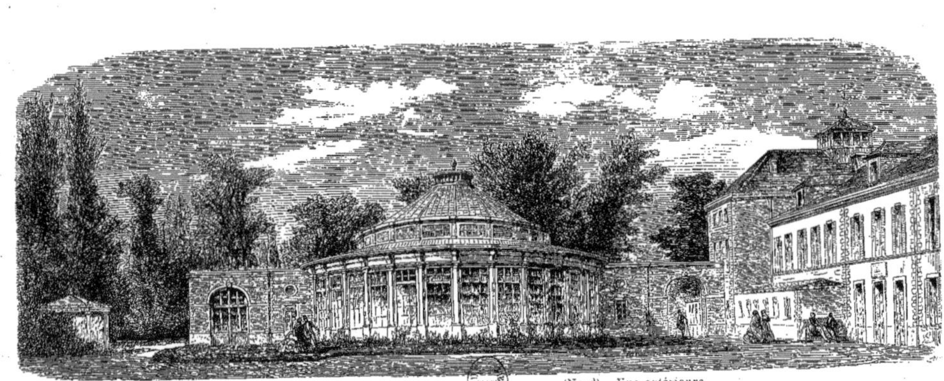

ÉTABLISSEMENT THERMAL DES BOUES DE SAINT AMAND (Nord).—Vue extérieure.

TRAITÉ

DES EAUX ET DES BOUES

THERMO-MINÉRALES SULFUREUSES

DE SAINT-AMAND

(NORD)

PAR D. CHARPENTIER

Docteur en médecine, membre titulaire de la Société de médecine de Paris,
correspondant de l'Académie nationale de médecine,
de la Société des sciences naturelles et médicales de Bruxelles
et d'autres sociétés savantes nationales
et étrangères.

> Ceux qui s'occupent de l'examen des eaux minérales ne peuvent qu'analyser le cadavre de ces liquides. (CHAPTAL.)

PARIS

CHEZ JULES MASSON, LIBRAIRE

26, RUE DE L'ANCIENNE-COMÉDIE.

1863

C'est en 1685 qu'Héroguelle, médecin à Arras, fit paraître le premier traité qui a été publié sur les eaux et les boues thermo-minérales de Saint-Amand. Après lui, Brisseau, Mignart, Pithoys, Brassart, Gosse, Bouquié, Morand, Desmilleville et Trécourt ont écrit sur le même sujet [1]. L'ouvrage de ce dernier date de 1775; depuis,

1. Voici les titres des ouvrages de ces auteurs :

1° *La Vraie panacée*, dédiée à Louis le Grand, par Héroguelle. Impression de Tournai, 1685.

2° Trois lettres manuscrites de Brisseau, médecin des hôpitaux du roi à Tournai, dont deux adressées à Fagon, premier médecin de Louis XIV, et une troisième à un médecin de ses amis, de 1697 à 1700. Ces lettres ont été publiées par Desmilleville.

3° *Traité des eaux minérales de Saint-Amand*, par Mignart, médecin des hôpitaux du roi à Mons; imprimé à Valenciennes en 1700.

4° *Le Temple d'Esculape*, par Pithoys, ou journal de ce qui s'est passé de plus particulier aux eaux de Saint-Amand en 1700; imprimé la même année à Valenciennes.

5° *Traité des eaux minérales de Saint-Amand*, par Brassart; édition de Lille, 1714.

6° Mémoire sur les eaux de Saint-Amand, par Morand, présenté à l'Académie des sciences et inséré dans les Mémoires de cette société; avril 1743.

7° Des *Observations* par Grosse, médecin de l'hôpital royal de Saint-Amand et pensionnaire de cette ville; imprimées à Douai en 1750.

8° *Essai physique sur les eaux minérales de Saint-Amand*, par Bousquié, on ne trouve plus que des analyses de ces eaux, et quelques essais historiques faits par des personnes étrangères à la médecine, qui ne pouvaient, par conséquent, émettre d'opinion bien fondée sur leurs propriétés médicales.

Cependant les thermes de Saint-Amand n'ont jamais été sans médecin. Parmi eux, il faut surtout citer Armet, praticien d'un mérite éminent, qui, pendant trente-trois ans, a été chargé de ce service, et qui, mieux que tout autre, aurait pu éclairer ses confrères sur les effets de ces eaux; mais il ne nous a rien laissé sur ce sujet, du moins je ne connais de lui que ce qu'en dit Dieudonné, alors préfet du Nord, dans sa statistique de ce département, faite en 1804, où il rapporte qu'Armet avait constaté qu'un grand nombre de maladies, de natures diverses, qui avaient été considérées comme incurables, s'étaient guéries par l'usage des eaux et des boues de Saint-Amand. Or, quiconque a connu cet esprit froid, positif, ce profond observateur, peut juger de la valeur d'une pareille assertion.

Attaché, en 1851, aux thermes de Saint-Amand, comme médecin inspecteur, je n'ai pas cru devoir imiter le silence de mes prédécesseurs, pensant que ceux auxquels de pareilles fonctions sont confiées doivent faire connaître le résultat de l'expérience qu'ils y ont acquise, moins dans l'intérêt des établissements dont ils ont la direction médi-

chirurgien aide-major des armées du roi, et chirurgien en chef du même hôpital; Lille, 1750.

9° *Essai historique et analytique des eaux et des boues de Saint-Amand*, par Desmilleville; imprimé à Valenciennes en 1772.

10° *Apologie des eaux minérales de Saint-Amand*, par Trécourt; Cambrai, 1775.

cale que dans celui du public toujours intéressé, en cas de maladie, à savoir ce qu'il peut en espérer.

En 1852, je publiai un traité sur les boues et les eaux de Saint-Amand, et, depuis, des brochures sur des maladies des articulations, de la moelle épinière, de la matrice et des cas de paralysie traités par ces agents thérapeutiques [1]. Aujourd'hui, je reproduis mon premier écrit, depuis longtemps épuisé, en y introduisant des changements importants que m'a suggérés une longue observation sur les effets des principaux moyens de traitement que ce bel établissement renferme.

1. Chez Jules Masson, 26, rue de l'Ancienne-Comédie.

PREMIÈRE PARTIE

Aperçu historique sur les thermes de Saint-Amand.

Dans tous les temps, dans tous les lieux, quand l'homme a trouvé, sortant du sein de la terre, des eaux dont la nature était différente de celle qui sert à ses besoins de tous les instants, il en a essayé l'usage, comme remède, contre ses souffrances physiques; l'observation, l'expérience, lui ont ensuite indiqué les maladies qu'elles pouvaient guérir, celles contre lesquelles elles étaient impuissantes, et la tradition orale, à défaut de l'écriture, a transmis d'âge en âge la connaissance de leurs propriétés médicales. Telle a été l'origine de tous les thermes; ceux de Saint-Amand n'en ont pas eu d'autre. L'on ignore complétement l'époque où l'emploi de leurs eaux a commencé.

Mais ce dont on a des preuves authentiques, comme nous le verrons bientôt, c'est qu'elles étaient très-fréquentées par les Romains dans le premier siècle du christianisme ; ils y avaient formé un établissement sanitaire qui fut détruit, probablement en 407, lorsque les peuples du Nord, sous les noms de Goths, Vandales, Suèves, entrèrent dans les Flandres, ou, lorsqu'un peu plus tard, en 445, les Francs pillèrent, brûlèrent Tournai, ravagèrent tout le pays, et y détruisirent pour toujours la domination romaine.

Depuis lors jusqu'au XVe siècle, un voile épais s'étend sur tout ce qui concerne les eaux minérales de Saint-Amand. Rien n'indique qu'elles aient été l'objet d'un établissement de quelque importance, ce dont on doit peu s'étonner quand on pense aux ténèbres dans lesquelles fut plongée une grande partie du moyen âge, aux guerres incessantes dont les Flandres furent le théâtre, et à l'instabilité des pouvoirs qui les gouvernèrent.

Cependant, tout porte à croire que ces eaux ne furent jamais entièrement abandonnées ; du moins il est certain que, dans le XVe siècle, elles étaient recherchées par les habitants de la contrée, qui y trouvaient un remède assuré contre la gravelle, maladie à laquelle les Flamands étaient alors très-sujets.

Après la bataille de Lens, en 1648, l'archiduc Léopold, gouverneur des Pays-Bas, atteint lui-même d'une affection de cette nature, vint faire usage de ces eaux, qui dissipèrent complétement sa maladie. Cette guérison, opérée sur la personne d'un souverain, eut beaucoup de retentissement, et commença la grande réputation que ces moyens de traitement eurent depuis.

L'intérêt de leur santé pouvait seul alors attirer les malades aux eaux de Saint-Amand. Ils étaient obligés d'aller se loger au loin, car il n'y avait d'autres constructions sur les lieux qu'une ferme, et c'est dans les terres qu'elle occupait que se trouvait la seule source d'eau minérale qui existait à cette époque : elle s'appelait *Bouillon*, à cause de l'agitation de ses eaux à la sortie de la terre et des révolutions auxquelles elle était sujette.

Le défaut de bâtiments convenables aux logements des malades n'était pas le seul inconvénient que ces eaux présentaient : souvent, à la suite de grandes pluies, elles étaient surmontées par des eaux bourbeuses ; souvent aussi, elles charriaient des bois gâtés, du charbon et des matières étrangères qui les rendaient désagréables et en éloignaient les buveurs.

Pour remédier à des effets aussi fâcheux, sur le conseil que lui en avait donné l'archiduc Léopold, Dubois, supérieur de la célèbre abbaye de Saint-Amand [1], à laquelle appartenait la ferme, y fit commencer des travaux qui devaient conserver aux eaux toute la pureté qu'elles avaient en sortant de leurs sources. A cet effet, on bâtit un coffret de maçonnerie en rond sur un cercle de bois suspendu en l'air par quatre câbles ; après que cette maçonnerie fut séchée et raffermie, on la descendit perpendiculairement dans le bassin, au fond duquel on avait placé transversale-

1. Cette abbaye eut pour berceau un oratoire que saint Amand, évêque de Maestricht, érigea sur les ruines d'un temple de Mercure. Elle fut richement dotée, en 634, par le roi de France Dagobert Ier. Son église, construite dans les XVIe et XVIIe siècles, sur le plan qu'en avait fait l'abbé Dubois, était considérée comme un chef-d'œuvre d'architecture. Elle fut vendue et démolie en 1793 ; il en reste toutefois encore une tour que l'on considère comme l'un des monuments les plus remarquables du pays.

ment une grosse poutre de trente pieds de long qui devait lui servir d'appui ; mais ce coffret, rencontrant, lorsqu'on le lâcha, un fond moins solide d'un côté, se renversa et forma, sur l'embouchure de la source, une sorte de voûte dont le diamètre avait environ huit pieds. Les eaux, se trouvant alors comprimées et arrêtées à leur sortie, se firent jour à dix pas, du côté du levant de l'ancienne source, et formèrent une nouvelle fontaine dont on se servit longtemps ; les eaux en paraissaient être les mêmes que celles de la fontaine primitive.

Cet accident fit suspendre les travaux, et la guerre étant survenue entre la France et l'Empire, ils ne furent repris qu'après la conquête du Hainaut par Louis XIV.

En 1682, un médecin d'Arras, nommé Héroguelle, qui avait entendu parler des guérisons nombreuses qu'opéraient les eaux de Saint-Amand, vint habiter cette ville pour en observer, par lui-même, les effets. Pendant quelques années, il recueillit un grand nombre d'observations qui constataient leur efficacité dans beaucoup de maladies, et il les publia dans un ouvrage qu'il dédia à Louis XIV. Ce fut le premier traité qui parut sur les eaux minérales de Saint-Amand.

L'écrit d'Héroguelle eut un grand succès ; il fixa l'attention des médecins des villes voisines, entre autres de Brisseau, qui était attaché aux hôpitaux de Tournai, et jouissait d'une grande réputation dans la contrée. Après s'être assuré de la réalité des faits rapportés par Héroguelle, ce praticien en donna connaissance, dans plusieurs lettres, à Fagon, premier médecin du roi, en lui démontrant la nécessité de faire exécuter à cette fontaine les ouvragès nécessaires pour abriter ses eaux contre tout ce qui pouvait les altérer.

Le pays voyait des cures admirables se multiplier tous les jours aux eaux de Saint-Amand. Le maréchal de Boufflers, gouverneur de la province, commanda enfin, en 1697, d'après les ordres du roi, les importants travaux que réclamait depuis longtemps Brisseau ; toutes les villes voisines se cotisèrent pour en faire les frais.

Mais leur exécution n'était pas facile, bien qu'ils dussent se faire sous la direction du maréchal de Vauban ; on peut en juger par ce qu'en dit Brassart, auteur contemporain : « Cette fontaine, à certains temps, faisait des bruits qui semblaient ébranler la ferme même et les environs ; elle jetait des pierres, des boues, bois, charbon et autres matières que j'ai vues moi-même dans les plus beaux temps, sans observer si ces grands mouvements, fermentations, combats ou violentes effervescences, se faisaient dans les temps de l'équinoxe ou des ouragans, ou dans d'autres ; et jamais ce fracas n'était plus grand que quand on voulait donner des bornes à ces eaux. Elles soulevaient les terres, elles les abîmaient et faisaient paraître de nouvelles sources, et on entendait des bruits souterrains. M. le maréchal de Montrevel, qui a été guéri par l'usage de ces eaux, a été plusieurs fois témoin de ces fracas. »

Enfin les travaux commencèrent, et l'on prit pour les exécuter les mineurs du roi. C'est ici, dit Desmilleville, l'époque de l'événement le plus singulier qui soit arrivé à cette fontaine : « Ces mineurs, quoique ouvriers habiles, rencontrèrent d'extrêmes difficultés dans leurs travaux. Cette source s'agitait violemment à mesure qu'on s'en approchait et qu'on la chargeait ; souvent elle renversait en un instant l'ouvrage de la journée. Un jour que l'on était le plus empêché à travailler, entre onze et douze heures, la fontaine s'est tourmentée avec tant de violence qu'elle a jeté en forme de torrent plus de seize charretées de sable, et a formé sur cette source, au bout d'une heure, un glacis. Ce torrent s'apaisa, et l'on marcha avec confiance sur cet abîme. Cependant les mineurs étaient parvenus à remuer les terres qui appuyaient l'ancienne voûte, restée encore visible depuis la guérison de l'archiduc ; cette masse de maçonnerie s'abîma tout à coup, et, tombant sur l'un des bouts de la poutre sur laquelle elle avait été autrefois posée, elle fit lever l'autre, ce qui donna plus d'ouverture à la source : en même temps, l'on vit paraître quantité de statues et de pièces de bois dans le fond de la fontaine, d'où, selon Brisseau, Brassart et Migniot, l'on en tira plus de deux cents. Ces effigies, presque colossales, étaient de la hauteur de douze à treize pieds. Parmi les moins défigurées, on en a distingué qui étaient armées de casques et de lances ; deux autres avaient les cheveux négligés et un manteau traînant : l'une tenait en main un grand anneau, et un enfant près d'elle portait un écusson à la romaine.

« Au témoignage de ces auteurs, on a aussi trouvé des médailles des empereurs romains : de Jules et Auguste César, de Vespasien, de Trajan et de Néron ; de plus, un pavé aux pieds de la fontaine qui conduisait vers le midi, au bois qui l'environne, avec des fondations en forme de petites loges, dont la maçonnerie résistait à la pioche. »

« Indépendamment de ces objets, dit le célèbre chirurgien Morand, dans un mémoire lu à l'Académie des sciences, en 1743, il s'est trouvé un petit autel en bronze avec les principaux traits de l'histoire de Rémus et de Romulus en relief, dont j'ai fait l'acquisition ; une petite statue du dieu Pan, plusieurs de Cupidon, et quantité de fragments de vases antiques, faits de terre bolaire rougeâtre, qui portent, la plupart, le nom des ouvriers qui ont fait ces vases, et, à leur bord, des ornements en relief que je crois n'être autre chose que la marque de l'ouvrier. Parmi ces vases, il en est un portant des ornements pareils à ceux d'un vase de Bucakos antique, que l'on voit au cabinet de Sainte-Geneviève, à Paris. »

Antérieurement à cette découverte, l'abbé Dubois, dont nous avons parlé plus haut, en faisant fouiller le terrain où saint Amand avait établi son premier oratoire, à Hautrive, village à trois kilomètres des thermes de Saint-Amand, trouva des sépultures de Romains, ossements brûlés, cruches, cendres, fioles, bouteilles, plats de terre, miroirs d'acier poli, figures de coq, médailles de Domitien, Vespasien, Néron, et de tous les empereurs qui ont régné et résidé à Tournai[1].

Ainsi donc, plus de doute, les Romains ont fréquenté les eaux thermales de Saint-Amand pendant leur longue

1. On trouve encore assez fréquemment de ces objets et surtout des médailles qui rappellent le séjour des Romains dans le pays. Il y a quelques années, le soc d'une charrue mit à découvert, dans un champ tenant à l'établissement, une grande pierre qui recouvrait un puits, construit en grès, au fond duquel se trouvaient des médailles romaines, des tuyaux en terre cuite et des tuiles du double plus épaisses et plus grandes que celles qui se fabriquent aujourd'hui. Ces derniers objets se rencontrent assez souvent sur la lisière de la partie de la forêt qui borde l'établissement, et parfois ils se trouvent engagés entre les racines des arbres séculaires que l'on y abat chaque année.

domination dans les Gaules. Ils y avaient certainement formé un établissement sanitaire, ce qui paraît suffisamment démontré par l'existence de ces petites loges en maçonnerie dont nous avons parlé plus haut, qui n'étaient que des vestiges de bâtiment destiné aux bains. Un fait bien digne de remarque, s'il est exact, rapporté par Brassart, prouverait qu'on savait, bien avant la découverte de ces antiquités, que les Romains avaient fréquenté les eaux minérales de Saint-Amand. « Au commencement du dernier siècle, dit-il, M. de Sainteville, commandant pour le roi à Saint-Omer, m'a rapporté n'être venu ici aux eaux que par la lecture qu'il avait faite d'un vieux Gaulois qui traitait de l'histoire des Romains, laquelle faisait mention d'une fontaine qui était dans les bois au voisinage de Tournai, qu'il a supposée avec raison être la nôtre, par rapport à la bonne réputation qu'elle avait acquise par ses bons effets, étant la seule dans le pays. »

Après beaucoup de difficultés, on finit par se rendre maître du terrain. Comme déjà nous l'avons dit, pendant la durée des travaux qui avaient été entrepris en 1698 à la fontaine Bouillon, cette source avait été dérangée par la chute de la maçonnerie qu'on avait voulu y établir, et, par suite, il s'était formé un nouveau bassin d'où jaillissait une eau de même nature que celle de la fontaine Bouillon; on voulut mettre aussi cette nouvelle source à l'abri des eaux et des matières étrangères qui auraient pu lui nuire, et on y bâtit un pavillon; mais, soit par l'effet de sa mauvaise construction, soit par les mouvements des terrains, il s'ébranla, se dérangea peu à peu, et en 1727, il s'écroula, ce qui fit donner à cette fontaine le nom de *Pavillon ruiné*.

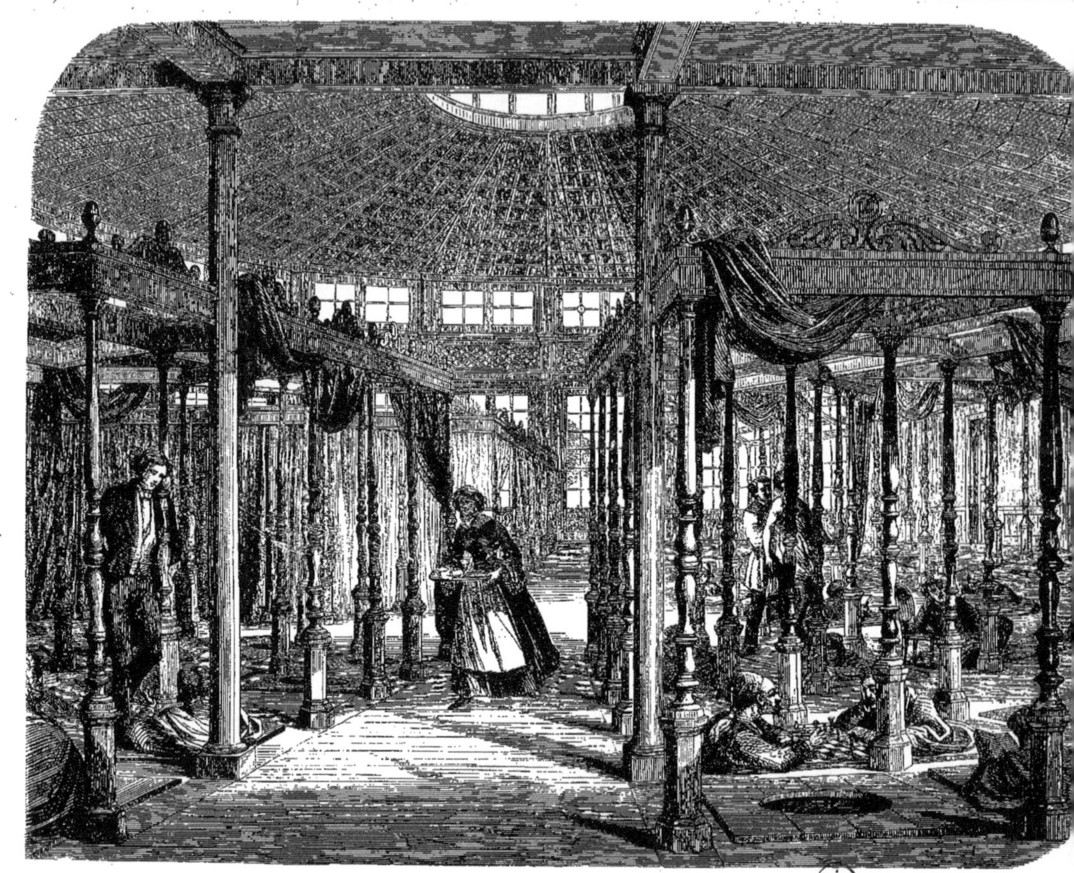

VUE INTÉRIEURE DE LA ROTONDE DANS LAQUELLE SE PRENNENT LES BAINS DE BOUES.

Indépendamment de ces deux sources, il s'en était formé une troisième, éloignée d'elles d'une soixantaine de pas, que Brassart dit s'être formée en même temps que celle du *Pavillon ruiné :* elle était beaucoup moins forte que les deux autres, et prit le nom de la fontaine de *l'Évêque d'Arras*, parce qu'un prélat de cette ville, qui avait fait usage de ces eaux, s'était complétement guéri d'une grave maladie.

En outre des sources dont nous venons de parler, il existait, comme il existe encore, un bassin placé entre les fontaines *Bouillon* et de *l'Évêque d'Arras,* formé de terres de natures diverses, délayées par des eaux minérales qui s'échappaient par une infinité de petites sources. Elles étaient donc à l'état de boues, et formaient un fond variant de trois à six pieds de profondeur.

Jusqu'à la fin du XVIe siècle, ces boues ne paraissaient pas avoir été employées contre les maladies, du moins Héroguelle n'en parle pas ; mais elles fixèrent l'attention de Brisseau, qui lui succéda comme médecin des thermes de Saint-Amand. Il en fait un grand éloge dans une lettre écrite à un de ses confrères. Après lui, Mignart les conseilla à plusieurs malades, qui furent guéris par l'emploi de leurs bains. Peu après, un fait plus important vint dévoiler leur efficacité, jusqu'alors presque inconnue, contre d'autres maladies que celles pour lesquelles on en avait fait usage jusqu'alors.

Les mineurs du roi occupés aux ouvrages de la fontaine avaient été obligés de les quitter pour aller au siége d'Ath ; ils y furent atteints d'ulcères sur tout le corps, mais principalement aux jambes. Après la prise de cette ville, ils

2

revinrent reprendre leurs travaux à la fontaine, et ils s'y guérirent de leurs plaies en travaillant dans les boues. Mignart, médecin du roi à Mons, qui observait à cette époque les effets de ce moyen de traitement, les considérait déjà comme bien supérieures aux eaux pour toutes les maladies externes.

Cependant, l'usage des boues offrait alors de grands inconvénients : le bassin qui les retenait étant à découvert, tantôt elles se trouvaient trop liquéfiées par les eaux pluviales qui en affaiblissaient ainsi l'action ; tantôt elles étaient inondées par les eaux des sources qui venaient du fond et ne trouvaient pas un écoulement convenable ; aussi arrivait-il souvent que les deux tiers de la saison la plus favorable à leur usage se passaient sans pouvoir en jouir ; ou bien leur emploi était interrompu, et l'intervalle de temps qui se trouvait d'un bain à l'autre nuisait à l'effet de ceux qu'on avait déjà pris. Ajoutez à ces incommodités, que les malades étaient exposés à toutes les injures de l'air, et contractaient souvent dans les boues des maladies qu'ils n'avaient pas avant de les prendre : car, tandis qu'une partie de leur corps y était enfoncée, celle qui restait en dehors se refroidissait, soit par l'insuffisance de chaleur des eaux à la surface, soit par la basse température de l'atmosphère. Enfin, pour comble de désagréments, les malades étaient exposés aux regards des passants, et quelquefois, par l'effet d'un orage ou d'un refroidissement subit de l'air, obligés de sortir trente ou quarante à la fois de la boue pour aller se laver et attendre longtemps avant que cette opération fût possible, vu qu'il n'existait encore que quatre lavoirs. Tous ces inconvénients éloignaient beaucoup de personnes de recourir à un traitement dont les bons effets étaient cependant de plus en plus appréciés.

Tel était l'état où se trouvaient encore les boues en 1764. A cette époque, les constructions faites aux fontaines exigeaient de grandes réparations et des adjonctions, car elles ne suffisaient plus au grand nombre de malades qui, chaque année, venaient réclamer leur guérison aux thermes de Saint-Amand. C'est alors que les religieux de l'abbaye firent faire à leurs frais les travaux nécessaires pour conserver à ces puissants moyens de traitement la réputation qu'ils s'étaient acquise, et qui s'étendait au loin. D'abord, ils rachetèrent les fontaines avec tous les terrains qui y étaient annexés, que leurs prédécesseurs avaient engagés à des particuliers par bail emphytéotique, vers la fin du siècle précédent; puis ils firent couvrir la fontaine d'un nouveau pavillon, afin de ralentir l'évaporation des gaz. Les eaux s'écoulèrent par des robinets; une salle spacieuse fut adjointe au pavillon pour servir de promenade aux baigneurs pendant les mauvais temps; dix nouveaux appartements destinés aux malades furent ajoutés aux anciens, et, d'après les conseils de Desmilleville et de Grosse, tous deux attachés, comme médecins, à l'établissement, le bassin des boues fut fermé par une enceinte de bâtiments vitrés à l'est, à l'ouest et au sud, afin de concentrer les rayons solaires sur la superficie des boues et en augmenter la température. Le bâtiment, en forme de serre hollandaise, était long de vingt-sept mètres, large de douze et haut de neuf; on divisa l'intérieur en cases pour recevoir les malades; une grande cloison établit la séparation des militaires des bourgeois ; des petits canaux de décharge, pratiqués à chaque loge et dans le contour du bâtiment, conduisaient au dehors les eaux superflues qui arrivaient du fond à la surface des boues. Toutes ces constructions terminées, elles formaient un ensemble composé du pavillon des fontaines et de celui des boues, d'un hôpital militaire renfermant deux cents lits, d'un hôpital civil qui en contenait trente-six : dix-huit pour les pauvres de Saint-Amand, et le même nombre pour ceux du reste de la France ; enfin de l'hôtel des eaux, qui servait au logement des baigneurs.

C'est dans cette situation que se trouvaient les thermes de Saint-Amand quand, un siècle après, notre grande Révolution éclata. Ils passèrent alors à l'État, avec les immenses domaines de l'abbaye de Saint-Amand, et, comme tant d'autres propriétés nationales, ils subirent la fâcheuse influence de l'époque ; les deux hôpitaux furent supprimés, Le 18 brumaire an IX, un incendie réduisit l'hôtel en cendres, et les bâtiments, laissés sans réparation, tombèrent en ruines, au point que le roi de Hollande, père de Napoléon III, qui était venu, en 1805, prendre les bains de boue, dut se loger hors de l'établissement.

En 1835, le gouvernement céda les thermes au département du Nord, à la condition de les relever de leurs ruines. Aussitôt après on y commença des travaux dont le complément, qui s'est effectué en 1858, en a fait un des plus beaux établissements de ce genre qui existent en France.

Les thermes se composent aujourd'hui de constructions qui ont 340 mètres de développement, pouvant loger plus de cent malades. A l'intérieur du principal bâtiment se trouvent trois sources, dont une plus riche en principes minéralisateurs que les deux autres ; auprès se trouvent des cabinets de bains et de douches. C'est à l'une des extrémités de cette grande habitation que se relie une vaste rotonde vitrée qui renferme le bassin de boue divisé en 62 cases boisées, mais dont 44 seulement sont employées, les autres ne recevant pas assez de sources sulfureuses pour qu'on puisse compter sur l'efficacité des boues qu'elles renferment. Un autre bâtiment, non moins étendu que le précédent, auquel il communique, contient une salle de jeux de 25 mètres de long, et à sa suite une chapelle où la messe se dit les dimanches et les jours de fêtes.

Ces constructions sont environnées de jardins, de pelouses que bordent des allées, des charmilles, d'un parc-promenade de huit hectares que le département du Nord vient d'adjoindre à l'établissement, et le tout aboutit à une vaste forêt dans laquelle sont ménagées de longues et belles avenues ; l'une d'elles, dite *l'Allée du Prince*, a été faite, en 1805, par l'ordre du roi de Hollande, en reconnaissance des bons effets qu'il avait éprouvés d'un traitement par les boues pour une affection grave.

Les thermes sont à trois kilomètres de la petite ville de Saint-Amand, à onze de Valenciennes et à seize de Tournai. Dans les environs se trouvent les magnifiques châteaux des princes de Ligne et de Croy, ainsi que le village de Bonsecours, lieu de pèlerinage des habitants de la contrée. C'est d'une habitation tenant à l'établissement, dite *le petit Château*, que le général Dumouriez passa à l'ennemi, le 4 avril 1793.

Nature des eaux et des boues minérales de Saint-Amand.

Les thermes de Saint-Amand renferment quatre sources d'eaux minérales. Celle qui, la première, a été employée se nomme *fontaine Bouillon;* la seconde et la troisième, qui lui sont contiguës, *fontaine du Pavillon ruiné* et *Petite fontaine*, et la quatrième, qui se trouve sous un kiosque dans les jardins, *fontaine de l'Évêque d'Arras.* Les deux premières n'ont, selon nous, qu'une importance secondaire comme moyens de traitement; mais il n'en est pas de même des deux autres, que nous regardons comme ayant une assez grande valeur thérapeutique, bien qu'elles n'aient plus en arrivant au sol les mêmes propriétés physiques et chimiques qu'elles présentent à 70 ou 80 mètres au-dessous, comme semble l'indiquer un fait qui s'est passé en 1850.

On faisait, non loin de l'établissement, dans le bois de Suchemont, des travaux de recherche de charbon fossile; lasonde était arrivée à près de 80 mètres de profondeur, lorsqu'il jaillit par le trou de sondage, à 5 mètres de hauteur du sol, une très-forte colonne d'eau d'une température de 24 degrés Réaumur, et plus riche en principes minéralisateurs que celle des fontaines. Comme on ne peut douter que toutes ces eaux sortent, sur ce point, d'un même bassin, on doit rigoureusement en conclure que celles qui viennent former les sources des *fontaine Bouillon* et *Petite fontaine*, rencontrent dans leur trajet des eäux douces, qui, par leur mélange, en diminuent la température et la quantité proportionnelle des sels qu'elles renferment. La même chose se passe pour les *fontaines du Pavillon ruiné* et de *l'Évêque*, mais sans avoir des résultats aussi fâcheux, c'est-à-dire qu'elles rencontrent beaucoup moins d'eaux étrangères à leur nature. Nous reviendrons plus loin sur cette circonstance.

Les eaux des fontaines du *Pavillon ruiné* et de *l'Évêque* sont limpides, incolores, d'une odeur hépatique prononcée, et marquent 24 degrés au thermomètre cent.; elles déposent dans les bassins qui les reçoivent, ainsi que dans les rigoles d'écoulement qu'elles traversent, des conferves sous formes de filaments blancs gélatinenx, sans odeur ni saveur, qu'on rencontre dans presque toutes les eaux sulfureuses, substance amorphe, inorganique selon les uns, organisée et appartenant au règne végétal, selon les autres, que Bordeu, Vauquelin, Chaptal ont étudiée, que Longchamps désigna sous le nom de *barégine* parce qu'elle abonde dans les eaux de Barèges, Anglada *glairine* à cause de l'aspect qu'elle présente, et Foulon *pyrénéine* parce qu'elle se rencontre dans toutes les eaux sulfureuses des Pyrénées, dans laquelle on a trouvé de l'iode, du fer et du manganèse.

L'on possède plusieurs analyses des eaux de Saint-Amand : la première en date qui ait quelque mérite est de Desmilleville, médecin de l'hôpital militaire à Lille, et intendant de ces eaux, faite en 1767, époque où la chimie était encore dans l'enfance ; après lui Décroix, Monnet, Drapier, en ont publié de plus exactes ; ensuite viennent les travaux qui laissent moins à désirer, de MM. Kulmann, Caventou et Pallas ; ce dernier chimiste a procédé sur les lieux mêmes, ce qui peut faire donner la préférence à son travail publié dans le *Recueil des mémoires de médecine et de chirurgie militaire*, vol. IV ; en voici le résultat :

Quatre litres d'eau ont donné à M. Pallas, sous la température de 21 degrés du thermomètre centigrade :

Gaz acide carbonique	2,200
Sulfate de chaux	2,445
Id. de magnésie	1,748
Hydrochlorate de magnésie	0,200
Id. de soude	0,152
Carbonate de chaux	0,774
Id. de magnésie	0,236
Fer	0,100
Silice	0,060
Matière résineuse	0,000
Perte	0,085
Total	8,000

A l'aide du sulfhydromètre de Dupasquier, M. Pésier, chimiste distingué à Valenciennes, a trouvé qu'un litre de cette eau fournissait une quantité de soufre égale à 0,000,509.

Les boues sont noires, répandent une forte odeur sulfureuse et marquent 25° au thermomètre cent. Il s'en échappe constamment des bulles de gaz hydrosulfurique qui vont s'ouvrir à leur surface ; de là l'odeur sulfureuse répandue dans toute la rotonde qui les renferme. Ces boues sont formées de trois couches de terre superposées ; l'une, la supérieure, est une tourbe argileuse ; la seconde, de l'argile et la troisième est composée de silice, de carbonate de chaux, d'oxyde de fer et d'alumine ; c'est à travers cette dernière, d'une épaisseur de deux mètres à deux mètres et demi que sourdent une infinité de petites sources d'eau sulfureuse qui délayent les deux couches supérieures et les mettent à l'état de boue.

Quand ces boues sont quelque temps en repos, on voit, sur la légère couche d'eau qui les recouvre, des conferves qui se présentent sous des aspects différents ; ici, ce sont des suffusions d'un blanc mat de formes et de grandeurs diverses ; là, elles ressemblent à une dissolution de savon, et c'est dans cet état que quelques auteurs l'ont appelée *lait de soufre.*

Les eaux sulfureuses s'échappent constamment des boues au fur et à mesure qu'elles y arrivent par de petits aqueducs en bois dans le fond desquels se voient des conferves en tout semblables à celles qu'on observe dans les bassins des fontaines ; tandis que, sur leurs parois latérales, on remarque de fins cristaux de sulfure de fer d'une saveur chaude, styptique et piquante.

Voici ce qu'on lit dans le *Recueil des mémoires de médecine, de chirurgie et de pharmacie militaires* (vol. IV) sur l'analyse faite de ces boues par M. Pallas.

« Après quelques essais faits par ce chimiste, par les réactifs, de l'eau qui avait servi à les laver, il en a fait évaporer une partie dans une capsule de porcelaine, et l'a réduite en consistance d'extrait. Cet extrait, d'une couleur fauve marron, exhalait une odeur semblable à celle de l'assa-fœtida. Traité par l'alcool, le liquide qui en résulta était d'un jaune citron ; sa saveur et son odeur paraissaient plus développées ; évaporé à une douce chaleur, il a donné une matière d'une couleur jaune de safran, soluble dans l'eau et dans l'alcool, ce qui a fait penser à M. Pallas qu'elle tenait le milieu entre les résines et les gommes.

« Après l'action de l'alcool, il n'est resté qu'un peu de chaux mêlée de matière colorante. 100 grammes de boues soumis à la chaleur pour en opérer la dessiccation ont perdu 55 grammes, ce qui a donné 45 grammes de matière sèche, laquelle, après avoir été traitée par l'eau, qui lui a fait perdre 1,220 millièmes, ne pesait plus que 43,880. Cette matière, chauffée dans un creuset de platine, assez fortement pour produire l'incinération des matières organiques, ne pesait plus que 37,080. Reprise par l'acide acétique, ce dernier a occasionné une légère effervescence avec dégagement d'acide hydro-sulfurique, ce qui a fait croire à M. Pallas que les bases contenaient du soufre à l'état de corps simple, fait bien remarquable.

« Enfin, M. Pallas, pour s'assurer si cette base contenait une substance azotée, comme les réactifs avaient paru l'indiquer, en mit une certaine quantité dans une cornue qu'il luta : il se dégagea des vapeurs d'huile empyreumatique d'une odeur insupportable, qui firent bientôt place à une substance cristalline fixée à la partie supérieure du col de la cornue. Les cristaux examinés présentaient tous les caractères du sous-carbonate d'ammoniaque.

De cette analyse il est résulté que 100 grammes de boues minérales et thermales de Saint-Amand sont composées de plusieurs matières dont voici les proportions :

Gaz acide carbonique	0,010
Acide hydro-sulfurique	0,003
Eau	55,000
Matière extractive	1,220
— végéto-animale.	6,880
Total.	62.103

Report.	62,103
Carbonate de chaux.	1,569
— de magnésie.	0,568
Fer	1,450
Soufre	0,200
Silice	30,400
Perte pendant l'opération.	2,700
Total.	100,000

Ces analyses démontrent un fait bien remarquable, que j'ai signalé le premier, en 1852, dans la première édition de cet écrit. On ne peut douter que les eaux qui délayent les terres du sol, et les mettent à l'état de boues, ne proviennent du même bassin que celles des fontaines ; cependant elles n'y ont plus la même composition, on n'y retrouve plus de sulfate de chaux soluble qui est en si grande quantité dans les eaux ; l'acide carbonique y est réduit à rien, tandis qu'elles renferment du soufre, du fer et des matières extractives, et végéto-animales que les eaux ne contiennent pas, ou du moins ne contiennent qu'en très-faible proportion. Il est donc évident que ces liquides éprouvent des changements pendant leur mixtion avec les terres de la surface du sol ; en traversant les couches d'argile, si chargées de matières végéto-animales, le sulfate de chaux se décompose, et de cette décomposition résulte la formation de gaz hydrosulfurique libre qui s'ajoute au gaz géologique que contient l'eau sulfureuse avant son arrivée dans les boues. Au reste, à n'en juger que par leurs propriétés physiques, il est visible que celles-ci renferment beaucoup plus de principes sulfureux que les eaux des fontaines.

Sans attacher plus d'importance qu'il ne faut aux analyses des eaux minérales ; tout en pensant, avec Chaptal, que ceux qui s'occupent de leur examen n'analysent que leur cadavre ; qu'on ne peut en tirer aucune déduction indiquant d'une manière certaine les maladies auxquelles elles sont convenables, d'autant plus qu'on voit des eaux qui ne fournissent aux chimistes aucune substance qui les différencient de l'eau commune, opérer chaque jour des guérisons extraordinaires, nous ne pouvons cependant nous empêcher de faire remarquer combien les boues de Saint-Amand sont riches en agents thérapeutiques, puisqu'un seul kilogramme contient 14 grammes de fer, 2 de soufre et 81 de matière végéto-animale et extractive.

L'efficacité des eaux thermales est souvent en raison directe de leur température. Dans la plupart, la chaleur varie beaucoup, quelquefois de 15 à 30 degrés et plus : ainsi sont celles de Baréges, de Saint-Sauveur, de Cauterets ; les eaux de Bagnères de Luchon passent parfois de 17 à 56 degrés. Les eaux et les boues de Saint-Amand conservent constamment leur même degré de chaleur. Toutes les analyses qui en ont été faites s'accordent sous ce rapport ; toutes leur donnent de 20 à 21 degrés Réaumur. J'y ai plongé le thermomètre dans les différentes saisons de l'année, je n'y ai jamais trouvé la moindre différence ; leur température est aujourd'hui exactement la même que celle qu'Héroguelle leur trouvait en 1767.

Cette chaleur de 20 degrés, suffisante pour les eaux qui ne se prennent qu'à l'intérieur, ne l'est plus pour les boues, on peut maintenant le dire, qui s'administrent en bains, parce qu'elle n'est pas assez élevée pour appeler fortement les fluides à la peau, activer ses fonctions, et surtout favoriser l'absorption des substances que les boues renferment. D'ailleurs, à une température aussi basse, les malades, que la faiblesse rend plus sensibles au froid, éprouvaient une sensation de fraîcheur désagréable, et lorsque la chaleur de l'atmosphère n'était pas très-élevée, la superficie des boues se refroidissait encore et les obligeait à y rester très-peu de temps, et souvent à s'en abstenir. Ce n'était pas les boues qui échauffaient le corps, mais bien le calorique rayonnant du corps qui échauffait la boue, et ce n'est qu'alors qu'elle pouvait agir. On conçoit, dès lors, tous les inconvénients que présentait l'emploi de ce moyen de traitement, quand la saison restait froide, ou quand la température atmosphérique baissait plutôt que de coutume à l'époque des eaux. Quelquefois, au 15 août, il ne restait plus un seul baigneur dans l'établissement. Malgré cela, il s'y opérait chaque année des cures remarquables, mais en petit nombre, eu égard à celles qu'on était en droit d'attendre d'un agent thérapeutique si actif, s'il eût eu plus de chaleur. C'était au reste l'opinion de tous les médecins du pays. L'un de ses meilleurs praticiens, M. Rétier, de Douai, m'écrivait en 1853 : « Est-il vrai que vous soyez parvenu, comme on me l'a dit, à donner plus d'élévation à la température des boues, à trouver un moyen efficace de les chauffer convenablement ? Là est la principale question pour leur réhabilitation dans l'opinion publique. »

Lorsque je pris, en 1850, le service médical des thermes de Saint-Amand, ma première pensée fut de chercher à donner plus de chaleur à leurs boues, certain d'en obtenir alors plus d'effets. Vu la position des lieux, la réalisation de ce projet n'était pas facile. Déjà, ce que j'ignorais alors, on avait voulu les chauffer, en 1839, époque de la reconstruction de l'établissement. Dans ce but, on avait établi, à grands frais, un vaste appareil de tuyaux sous le plancher qui les recouvrait; on dégageait dans ces conduits, qui correspondaient à une grande chaudière, de l'eau des fontaines qu'on chauffait jusqu'à l'ébullition, et qui se rendait dans les boues.

C'était là bien certainement la plus malheureuse idée qu'on pût concevoir, car elle eût annihilé, ou du moins grandement affaibli leur action, si l'appareil avait pu fonctionner. En effet, comme nous l'avons vu par l'analyse de ces eaux, leur composition n'est pas la même que celle des boues; mais c'était là le moindre des inconvénients, car comme elles perdent tout leur gaz bien avant d'arriver à 80 degrés Réaumur, on ne mêlait aux boues que de l'eau ordinaire. D'ailleurs le but qu'on voulait atteindre était manqué, parce que les boues, beaucoup plus denses que l'eau, ne se laissaient pas facilement pénétrer par ce liquide qui, par sa pesanteur spécifiquement plus légère, venait à la surface, où elle prenait promptement la température du milieu où elle se trouvait. Fort heureusement, les boues remplirent bien vite les tuyaux, empêchèrent l'écoulement de l'eau chaude dans les cases, et les choses restèrent comme par le passé.

Un autre moyen se présentait pour chauffer les boues. Celui-là, du moins, n'en aurait pas affaibli ou changé l'action en y mêlant un liquide inerte : c'était la vapeur d'eau dégagée dans des tuyaux en cuivre tournés en spirale dans toute la profondeur de la boue de chaque loge ; mais, indépendamment des dépenses très-considérables que l'exécution d'un semblable appareil aurait occasionnées, il aurait eu l'inconvénient de ne pas chauffer uniformément les boues, corps très-mauvais conducteur du calorique, de sorte que les malades, suffisamment chauffés d'un côté, ne l'auraient pas été de l'autre.

Après quelques essais, je m'arrêtai à un moyen plus simple, moins coûteux, et qui a rempli parfaitement le but que je voulais atteindre.

Je fis construire des fours dans un emplacement tenant à la rotonde. On y plaça, sur un plan incliné, à 40 degrés, des tubes en fonte de forte dimension ; ils étaient chargés de sable par leur extrémité la plus élevée ; on le chauffait à 120 ou 130 degrés Réaumur, et il était alors recueilli, par l'extrémité opposée, dans des appareils qu'on portait immédiatement dans chaque case de boue une demi-heure avant que le malade n'y entrât ; dans cet espace de temps la température en était montée de 5 à 6 degrés, c'est-à-dire qu'elle était à 28 ou 30°, au moment où l'on se mettait au bain ; c'est ainsi que les boues ont été prises depuis 1852 ; seulement, dans les jours les plus chauds de l'année, quand la réverbération des rayons solaires, produite par le vitrage de la rotonde en avait échauffé la surface, les malades les moins sensibles au froid les prenaient à leur température naturelle, mais c'était le plus petit nombre [1].

Une question s'est présentée à l'esprit de plusieurs per-

1. C'est, à n'en pas douter, à cette grande amélioration que nous avons introduite dans cette partie du service que l'on doit de voir annuellement beaucoup plus de malades aux thermes de Saint-Amand qu'il n'en venait autrefois.

sonnes touchant ces modifications apportées dans l'administration des bains : En élevant, ont-elles dit, leur température, on a dû activer l'évaporation du gaz ; or, cela ne devrait-il pas nuire à leur action ? Nous répondrons que cela ne nous paraît pas probable, parce que le gaz sulfhydrique est plus intimement uni aux boues qu'il ne l'est à l'eau des fontaines; que son dégagement n'est pas plus sensible à l'odorat par cette augmentation de 5 à 6 degrés de chaleur qu'il ne l'est à la température naturelle. D'ailleurs, sans nier l'action thérapeutique de ce gaz, nous sommes bien convaincu que les effets des boues dépendent presque entièrement de leurs principes fixes, surtout sur des malades qui, comme les nôtres, n'ont généralement pas d'affections des voies de la respiration et que ces principes ne se volatilisent pas, quelle que soit la chaleur que l'on donne artificiellement aux boues.

Mode d'administration et effets physiologiques des eaux et des boues minérales de Saint-Amand.

Jusqu'au commencement du dix-huitième siècle, les eaux minérales de cet établissement, prises en bains ou en boisson, firent seules les frais du traitement qu'on y suivait; l'efficacité des boues ne fut connue que plus tard pour les maladies extérieures, telles que dartres, plaies, etc.; et ce n'est guère qu'en 1770 qu'on les voit employées concurremment avec les eaux dans les affections internes. Comme l'observation démontrait que leur action était beaucoup plus puissante que celle des eaux, l'usage de celles-ci, sous forme de bains, diminua de plus en plus, et finit par être tout à fait délaissé. Cet état de chose s'est maintenu jusqu'à présent, aussi ces thermes sont-ils moins connus pour leurs eaux que pour leurs boues minérales.

Les eaux cependant ne pouvaient être abandonnées, car elles ont des effets très-sensibles : elles activent les fonctions de l'estomac ; avant qu'ils n'y soient habitués, la plupart des malades sont pris d'une légère diarrhée pendant les premiers jours de leur traitement ; mais elle ne tarde pas à se dissiper, sans qu'aucun moyen ait été employé pour la combattre. Leur action sur les reins est des plus manifestes ; elle augmente considérablement leur sécrétion ; d'après cela, on peut apprécier les avantages qu'on en retire dans certaines maladies.

Les bains de boues se prennent tous les jours de cinq à sept heures du matin. La plupart des malades s'en abstiennent, avec raison, un jour dans la semaine, souvent le dimanche. La durée des premiers ne doit pas dépasser une ou deux heures ; mais après quelques jours, elle peut être progressivement augmentée jusqu'à quatre et cinq heures ; pendant ce temps, les malades lisent, écrivent, jouent à différents jeux, beaucoup de dames s'occupent de travaux d'aiguille, et tous y font un premier déjeuner ; ces bains n'ont donc rien de bien désagréable pour eux.

C'est à la longue durée des bains que doivent être, en grande partie, rapportés les bons résultats qu'ils produisent. En admettant que leur degré de sulfuration ne soit pas plus élevé que celui des eaux sulfureuses les plus suivies, on conçoit que les effets en doivent être plus marqués, puisque le corps y est soumis beaucoup plus longtemps; car, tandis qu'on ne peut rester plus d'une heure ou une heure et demie dans un bain d'eau simple ou minéralisée, sans qu'on y éprouve une gêne, une anxiété qui obligent d'en sortir, on reste facilement dans la boue pendant quatre et cinq heures consécutives à cause de la densité qu'elle présente.

Les bains de boues se prennent dans des cases boisées et environnées de rideaux que l'on ouvre une fois que le malade y est placé. Quelque temps avant l'ouverture de la saison, la boue de chaque case est enlevée et remplacée par des terres prises dans une prairie tenant à la rotonde, toute pénétrée de sources sulfureuses contenant les mêmes principes, quoiqu'en moins grande quantité que celles du bassin de boue; mais elles en sont bientôt saturées par les sources qui, continuellement, sourdent du fond des cases. Les malades conservent la leur pendant toute la durée du traitement; après, la boue en est encore changée par d'autre, tenue en réserve, et comme les sources y arrivent sans cesse et sans cesse s'en échappent pour s'écouler au dehors par de petits aqueducs qui communiquent à chaque case, elles entraînent toutes les parties solubles étrangères aux boues.

Dans la plupart des cas, la douche précède le bain de boue; on la reçoit en colonne si la partie malade n'est pas douloureuse, et qu'il soit convenable de réveiller sa sensibilité; ou en arrosoir, si elle est sensible. Aussitôt qu'elle a rougi, tuméfié la peau, que sa faculté absorbante a été ainsi accrue, le malade entre dans la boue.

Comment s'opèrent les effets thérapeutiques des boues? Leur action est évidemment très-complexe, de même que celle de toutes les autres eaux minérales. Leurs principes minéralisateurs sont, sans doute, absorbés avec l'eau qui les tient en dissolution, mais comment agissent-ils ultérieurement ? On ne peut qu'émettre des hypothèses à ce sujet. Toutefois il nous paraît très-probable qu'ils surexcitent tous les organes, tous les tissus organiques, ce que semblent indiquer l'accélération de la circulation, l'augmentation des fonctions des intestins, du foie, des reins, de la peau, etc.; et de cette excitation, toute physiologique, résulte la révulsion de l'inflammation qui constitue le plus grand nombre de nos maladies; car on ne peut croire que ces eaux agissent par une action spéciale, élective, sur les parties affectées, comme cela a lieu par certains médicaments, tels que la strychnine sur la moelle épinière, les cantharides sur la vessie, l'opium sur le cerveau ; ainsi, nous croyons que les principes minéralisateurs des boues, transportés dans la circulation, révulsent, par l'excitation qu'ils produisent dans les parties saines, l'inflammation de l'organe malade, et, par suite, dissipent les altérations des tissus qui sont la conséquence de cet état morbide, à moins qu'elle n'ait déjà produit leur désorganisation.

Mais, indépendamment de cette révulsion interne, il en est une autre produite par les boues qui est des plus manifestes : c'est celle qu'elles exercent sur la peau et qui se fait observer par la rougeur, le prurit de cette membrane, et surtout par les éruptions qu'elles y développent souvent; révulsion légère, si on ne la considère que sur un seul point de cette enveloppe, mais très-énergique quand on pense qu'elle se produit dans presque toute son étendue.

Il est un fait remarquable et bien constaté qui se passe

aux thermes dont nous nous occupons, comme dans toutes les autres stations thermales. C'est que les effets produits par le traitement sont souvent tardifs, et qu'on ne les observe que cinq ou six semaines après qu'il est terminé, contrairement à ce qui arrive à la plupart des médicaments dont l'action suit de près leur administration.

DEUXIÈME PARTIE

Action thérapeutique des eaux et des boues minérales de Saint-Amand

Si l'on s'en rapportait aux premiers écrits qui ont été publiés sur les eaux minérales de Saint-Amand, peu de maladies leur résisteraient : Héroguelle, Pythois, Brissot en faisaient une panacée presque universelle ; mais, plus tard, les médecins qui, comme eux, ont été attachés à l'établissement, ont fait justice de ces exagérations, surtout Gosse et Desmilleville ; aussi peuvent-ils être consultés avec avantage.

Quoi qu'il en soit, notre appréciation des effets de ces agents thérapeutiques sera bien moins le résultat de ce qu'ils en ont dit que celui de notre propre observation, qui nous a mis à même de connaître les affections pour lesquelles ils conviennent, parce qu'ils les guérissent le plus souvent, celles dont le succès est plus incertain, et celles enfin qui restent réfractaires à leur action.

Nous avons dit plus haut que nous considérions la révulsion *intus et extra*, produite par les principes minéralisateurs des eaux et des boues, comme la cause de la résolution de l'inflammation qui constitue le plus grand nombre des maladies pour lesquelles on a recours à la médication thermale ; dès lors, on peut juger qu'elle peut s'appliquer à un grand nombre d'affections différentes par leurs siéges, leurs symptômes, leur marche, parce que la cause qui les a déterminées est la même, et que si la physionomie ne l'est pas, cela tient à ce que chaque organe a des fonctions spéciales et, par suite, une manière particulière de manifester sa souffrance.

Rhumatisme musculaire et articulaire. Presque tous les établissements thermaux ont préconisé l'effet de leurs eaux contre le rhumatisme ; cependant il est bien reconnu que c'est la médication sulfureuse qui compte le plus de succès dans cette affection ; que les douleurs musculaires soient fixes ou mobiles, nous les voyons rarement résister aux bains de boue et aux douches.

La persistance de cette maladie est beaucoup plus grande quand elle siége dans les articulations, et le résultat du traitement moins assuré. Quand les ligaments, la gaine des tendons, le tissu cellulaire ne sont qu'engorgés, la résolution de l'inflammation s'opère facilement, surtout si cette inflammation n'est pas très-ancienne ; mais quand elle est profonde, que la capsule synoviale est intéressée, la guérison est plus difficile, elle l'est surtout quand le cartilage de la surface articulaire des os, les os eux-mêmes sont malades, qu'il y a tumeur blanche. Il faut souvent, dans ces cas, plusieurs saisons pour arriver à une guérison qui ne s'obtient toutefois que lorsque le malade est dans de bonnes conditions hygiéniques, encore l'ankylose se manifeste-t-elle presque constamment.

En 1860, nous avons publié des observations de maladies des articulations traitées par les bains de boue de Saint-Amand [1], parmi lesquelles se trouvent des faits de guérison très-remarquables, toutefois aucun n'approchait, pour la gravité, l'affection d'une jeune dame de Paris, qui vint se soumettre en 1862 à ce genre de traitement. Par suite d'un long séjour dans une maison nouvellement construite elle fut atteinte d'un rhumatisme affectant toutes les articulations des membres qui devinrent roides, douloureuses, puis se gonflèrent. Ce travail morbide ne s'établit qu'avec lenteur et résista à une foule de moyens thérapeutiques, dont quelques-uns fort énergiques. Lorsqu'elle arriva aux thermes, toutes les articulations des pieds, des genoux, de la hanche, des mains, des poignets, des coudes étaient plus ou moins gonflées, hyperthrophiées, douloureuses, aussi la malade était-elle forcée de garder le lit ou le fauteuil. Ce qui aggravait encore sa position, c'était le mauvais état de son estomac. Pendant les vingt premiers jours de son traitement, on n'observa aucun changement favorable dans sa situation ; mais après, on s'aperçut que le gonflement des articulations des doigts et du poignet diminuait un peu, et que les mouvements en étaient devenus plus libres. C'est dans cet état qu'elle quitta, après six semaines, l'établissement; mais l'impulsion vers la guérison était donnée : Elle se continua, et, deux mois après, nous avons appris

1. Chez Jules Masson, libraire, rue de l'Ancienne-Comédie, 26, à Paris.

que cette dame avait pu reprendre son piano délaissé depuis très-longtemps. Cependant les articulations des extrémités inférieures n'avaient pas éprouvé une amélioration aussi sensible. On peut espérer qu'une seconde saison aura une heureuse influence sur cette cruelle maladie.

Les affections des articulations ne se traduisent pas toujours par le gonflement des parties molles et par l'hypertrophie des extrémités articulaires des os. Nous en voyons chaque année n'offrant aucun signe extérieur de maladie, seulement la marche est plus ou moins gênée, et l'articulation le siége de bruits qu'on regarde généralement comme dépendant de la sécheresse de la capsule synoviale qui ne sécrète plus ; cet état, en apparence peu grave, ne se dissipe presque toujours qu'avec beaucoup de lenteur.

Goutte. Nous devions naturellement faire suivre ce que nous avons dit du rhumatisme articulaire de ce que nous avons à dire de la goutte ; car, contrairement à l'opinion du plus grand nombre des praticiens qui les considèrent comme deux affections distinctes, nous croyons, à l'exemple de Chomel, Requin, et de MM. Pidoux et Grisolle, qu'elles ne sont qu'une seule et même maladie, reconnaissant les mêmes causes et ayant le même siége, les mêmes symptômes, la même marche, la même terminaison et les mêmes lésions anatomiques, à moins d'attacher quelque valeur aux subtiles distinctions qu'on a voulu faire entre elles, comme de donner l'une aux pauvres et l'autre aux riches oisifs ou aux hommes occupés de travaux de cabinet, à l'exemple de Sydenham, qui se consolait de ses douleurs en songeant que la goutte était la maladie des gens d'esprit et des grands seigneurs.

Les thermes de Saint-Amand reçoivent tous les ans beaucoup de maladies des articulations, considérées par les uns comme des résultats de la goutte, par les autres comme ceux du rhumatisme articulaire. Les malades y arrivent avec une opinion toute faite à cet égard qu'ils tiennent de leurs médecins. Parmi eux se trouvent toujours quelques indigents dont les mains sont déformées par des doigts durs, volumineux, courbés, déjetés de côté avec une ou plusieurs articulations ankylosées, présentant exactement les mêmes caractères extérieurs que ceux d'autres personnes de la classe aisée, aussi atteintes de cette même affection. Chez les uns comme chez les autres, elle a suivi la même marche, s'est développée avec beaucoup de lenteur et sans grandes douleurs : c'est le rhumatisme *noueux* de certains auteurs, le rhumatisme *goutteux* de certains autres. On ne peut donc point dire que les petites articulations sont seules intéressées dans la goutte, ni que celle-ci appartient exclusivement aux gens riches, bien qu'il soit vrai qu'ils en sont plus souvent affectés que ceux qui vivent habituellement dans un état plus ou moins voisin de la misère; ce qui ne suffit pas pour en faire une maladie distincte du rhumatisme.

La cause éloignée la plus sensible qu'on ait donnée pour distinguer la goutte du rhumatisme, l'*hérédité*, est évidemment commune aux deux affections; si, sur 113 goutteux, Scudamore a trouvé que 57 avaient eu des parents atteints de cette maladie, Chomel a constaté que le rhumatisme se transmettait dans la moitié des cas. N'en est-il pas ainsi de la plupart des maladies? l'hérédité pathologique, physiologique et psychologique n'est-elle pas parfaitement démontrée?

C'est surtout dans les causes prochaines que la plupart des praticiens ont cru voir les caractères qui distinguent ces affections. La goutte, ont-ils dit, est la maladie des personnes riches, vivant dans l'inaction corporelle, adonnées aux plaisirs de la table ou occupées de travaux de cabinet, tandis que le rhumatisme vient plutôt chez celles qui mènent une vie active. Que conclure de cette observation? sinon que l'exercice du corps éloigne de la goutte, à laquelle dispose la vie sédentaire; mais, une fois déclarée, elle présente les mêmes phénomènes morbides que le rhumatisme articulaire.

L'analogie entre ces deux maladies est telle, que Guilbert, auteur d'un ouvrage estimé sur la goutte, avoue qu'il est difficile d'établir entre elles un diagnostic différentiel; cependant il considérait comme appartenant exclusivement au rhumatisme l'affection amenée par l'impression du froid. Après lui, d'autres médecins ont aussi trouvé cette cause suffisante pour distinguer le rhumatisme de la goutte; mais c'est là, selon nous, une bien faible raison en faveur de leur opinion; si le rhumatisme reconnaît souvent cette origine, n'est-ce pas parce que les personnes actives s'exposent plus aux transitions de température que celles qui vivent d'une manière casanière, croyant par ce moyen, mais à tort, éviter les causes de maladie.

Au reste, aucun auteur ne conteste que le rhumatisme articulaire ne puisse survenir d'emblée, sans causes appréciables. Ce qu'on est également obligé de reconnaître, c'est que ces affections ont des symptômes communs : elles peuvent attaquer les sujets d'un même âge. Elles sont plus fréquentes chez les hommes que chez les femmes. Elles siégent dans le tissu fibreux environnant les articulations, pour s'étendre de là au tissu cellulaire et à la membrane synoviale. Dans l'état aigu, elles se présentent par accès ou attaques avec les mêmes phénomènes locaux et généraux : les articulations sont chaudes, plus ou moins rouges, souvent très-douloureuses, douleurs qui se calment dans la journée pour revenir dans la nuit, accompagnées de fièvre, surtout si plusieurs articulations sont à la fois enflammées. Un symptôme, admis par tous les médecins, qui seul suffirait, selon nous, pour prouver leur identité, car on ne le voit dans aucune autre maladie, c'est leur mobilité, c'est-à-dire leur disposition à passer brusquement d'une articulation à une autre, à les envahir souvent toutes successivement et parfois à se porter sur un organe intérieur, le cœur surtout, où elles déterminent une péricardite, une endo-péricardite, ou sur quelque viscère de l'abdomen qu'elles enflamment également.

Comme nous l'avons dit plus haut, le rhumatisme articulaire, comme la goutte, prend assez souvent, sans passer par l'état aigu, unè marche chronique; on en voit chaque année de fréquents exemples aux thermes de Saint-Amand chez des personnes de toutes conditions sociales.

On a cru pouvoir aussi distinguer la goutte du rhumatisme en ce que les urines des goutteux, pendant leurs accès, contenaient beaucoup d'acide urique, et que, après un temps plus ou moins long, on en retrouvait dans les articulations, soit à l'état libre, soit uni à la soude ou à la chaux, et parfois aux deux alcalis à la fois; mais il est d'observation que, dans une attaque de rhumatisme aigu, surtout s'il affecte plusieurs articulations et provoque une forte fièvre, les urines ne sont ni moins troubles ni moins chargées d'acide urique que celles des goutteux. Elles rougissent le papier de tournesol, comme nous l'avons constaté plusieurs fois, de même qu'elles rougissent le fond des vases de nuit. Quant aux concrétions crétacées trouvées dans les articulations, connues sous le nom de *tophus*, voici ce qu'on lit dans le *Dictionnaire de Médecine* de Fabre qui, à l'article *rhumatisme*, ne fait que reproduire les opinions des principaux médecins qui ont écrit sur cette maladie : « Le rhumatisme chronique donne lieu à des épanchements purulents qui ne diffèrent pas de ceux de la forme aiguë. Souvent aussi on rencontre à la surface libre et à la surface adhérente des synoviales des dépôts crétacés ou plâtreux que les auteurs ont décrits sous le nom de *tophus*, qui sont communs à la goutte et au rhumatisme chronique. »

Les lésions anatomiques que la goutte et le rhumatisme déterminent dans les articulations n'ont rien, absolument rien qui les différencient : « Le plus souvent, les parties molles sont gonflées, gorgées de sang, les ligaments, les membranes synoviales, le périoste, rouges, injectés, épaissis; de petites collections purulentes dans le tissu cellulaire environnant les capsules synoviales; quelquefois, à l'état chronique, les cartilages articulaires, roses ou piqués de rouge, épais, ramollis et soudés entre eux. » (Chomel, *Leçons orales*, tome III, page 599.) Eh bien! ne sont-ce pas les lésions de tissu qui ont été trouvées dans la goutte, quand, ce qui est rare, les malades ont succombé à cette affection, ou plutôt à quelque maladie concomitante?

Le traitement éclairerait-il mieux le diagnostic différentiel des deux maladies que leurs causes, leurs symptômes, leur marche et les lésions anatomiques qu'ils déterminent? Nous ne le pensons pas. Dans l'état aigu, les saignées générales et capillaires ont été préconisées par les uns, réprouvées par les autres. A l'état subaigu et chronique, le médicament le plus vanté, le *colchique*, qui fait la base du *spécifique de Reynold*, des *pilules de Lartigue*, du *sirop de Boubé*, est aussi bien employé dans la goutte que dans le rhumatisme; quant à la médication thermale, Vichy, Plombières, Carlsbad, Wiesbaden, Ems offrent leurs eaux pour les deux maladies.

La médication thermale alcaline, telle que celle suivie dans les thermes que nous venons de citer, produit d'excellents effets dans la goutte tonique; elle peut être fâcheuse dans la goutte chronique asthénique. C'est là l'opinion des médecins qui se sont le plus occupés de la pathogénie de cette affection, et entre autres de M. Constantin James; mais ces heureux résultats sont-ils uniquement dus à l'action des alcalis sur l'acide urique? C'est possible; mais ce qui peut être également vrai, c'est que ces sels modifient la composition du sang très-riche en fibrine, comme on le sait, chez la plupart des personnes habituées à une nourriture substantielle et azotée, et de cette modification ne doit-il pas en résulter une dans la santé? Ce qui me paraît militer en faveur de cette hypothèse, c'est que si le traitement alcalin est favorable dans la goutte tonique, c'est en faisant perdre au sang une partie plus ou moins grande de sa fibrine ; or, de ce que ce principe est en moins grande quantité, s'ensuit-il que l'acide urique l'est moins aussi ? Non, sans doute, car c'est alors que la maladie est arrivée à la chronicité, que les dépôts tophacés se forment le plus ; comment alors expliquer que la médication alcaline, si favorable dans l'état aigu, ne le soit plus dans l'état chronique, et que les eaux sulfureuses lui soient alors préférables ? N'est-il pas plus rationnel d'admettre que si celles-ci, éminemment toniques, ne conviennent pas dans l'état aigu de la maladie, c'est qu'elle réclame dans cette période une médication altérante, qui lui est contraire quand le sang est appauvri par un régime débilitant, auquel on soumet presque tous les goutteux, et par le trouble des fonctions digestives, si fréquent chez eux, qui nuit toujours à l'assimilation des aliments ?

On ne peut donc pas encore se baser sur les effets des eaux thermales pour voir dans la goutte et le rhumatisme deux maladies distinctes. Nous pensons que si l'on avait toujours tenu compte des différences de tempérament, de constitution et surtout des conditions d'existence des sujets atteints de ces affections, on aurait vu que l'état pathologique qui les caractérise est le même pour les deux. Un principe morbide peut bien développer une affection qui différera selon l'âge, le sexe, l'organisation des sujets et d'autres circonstances ; mais deux maladies qui tiendront à deux principes différents, tels que l'on veut que soient la goutte et le rhumatisme, ne présenteront certainement pas les mêmes caractères.

On ne va pas aux thermes de Saint-Amand pour la goutte, mais bien pour les lésions de tissu qu'elle occasionne, ainsi que le rhumatisme dans les articulations. Cependant nous pouvons affirmer que, depuis dix ans, nous n'avons pas vu une seule attaque de ces maladies survenir pendant le traitement, bien que les malades ne se crussent pas débarrassés de leur affection, ou, si l'on veut, de la cause qui l'avait produite. Un fait, mais un seul, nous semblerait faire croire que la médication qu'on y suit n'est pas sans influence sur cette cause. Un notaire belge avait éprouvé depuis sept années consécutives une attaque de goutte au gros orteil, qui chaque fois était revenue dans le mois de juillet. Il entra le 1er juin 1859 à l'établissement, prit les bains de boue et l'eau sulfureuse en boisson jusqu'au 24 du même mois, puis il retourna chez lui pour une affaire importante; il y resta une vingtaine de jours et revint après reprendre le traitement, qu'il continua jusqu'au 20 août. L'accès ne revint pas pendant tout ce temps, et nous avons indirectement appris qu'à la fin d'octobre il n'avait encore rien ressenti de sa maladie; mais nous ignorons si l'action préventive de la médication avait continué plus longtemps son influence.

Entorse, luxation, fracture. Depuis que les boues minérales de Saint-Amand sont employées, elles ont été préconisées dans les engorgements survenus à la suite de ces accidents. Je les ai toujours vues dans ces cas opérer de bons effets. Dans les entorses, elles donnent de la souplesse aux ligaments et rendent la marche plus facile. Toutefois, quand la maladie est aux extrémités inférieures, on ne doit pas s'empresser de quitter les béquilles, il faut attendre que la marche n'excite plus de douleurs, sans cela l'inflammation se réveille, la guérison est retardée. Les boues ont également de bons résultats dans les suites de fractures. En 1859, nous avons vu un cal des plus volumineux, provenant d'une fracture comminutive des deux os de la jambe, chez un officier de cavalerie belge, considérablement diminué par l'effet du traitement : le gonflement, l'induration du périoste s'étaient dissipés, la tumeur n'était plus formée que par les os qui chevauchaient l'un sur l'autre. Nous avons publié cette observation qui démontre si manifestement la grande puissance résolutive des boues.

Plaies, ulcères. Comme nous l'avons dit au commencement de cet écrit, des soldats occupés au siége d'Ath, en 1697, y avaient contracté des plaies qui s'ulcérèrent; ils vinrent après reprendre des travaux qu'ils avaient commencés, sous la direction du maréchal de Vauban, dans le bassin de boue des thermes de Saint-Amand, et ils s'y guérirent. Depuis, tous les ans, cet établissement voit s'opérer de pareilles guérisons. Les anciennes plaies s'y avivent et s'y cicatrisent. J'ai plusieurs fois vu des plaies fistuleuses se fermer quand elles ne dépendaient pas de carie, et même une se guérir chez un enfant atteint de coxalgie. Le stylet rencontrait au fond du trajet fistuleux, qui se dirigeait vers la cavité cotyloïde, une surface rugueuse évidemment due à une carie.

Dartres. Quand on sait que le soufre et des substances végéto-animales entrent en proportion notable dans la composition des boues, on ne doit pas être surpris de leur efficacité dans les affections herpétiques. Presque toujours, sous leur influence, le plus grand nombre des dartres disparaissent. Je dis presque toujours, parce que plusieurs fois nous avons vu des malades revenir à nos thermes pour se soumettre à un second traitement, leur affection ayant reparu; mais ce sont là des cas exceptionnels. Nous ne dirons pas non plus que le succès est assuré dans toutes les espèces de dartres, car nous n'avons observé jusqu'à présent que des eczémas et des ptyriasis. Nous avons vu échouer le traitement dans un impétigo qui occupait une grande partie de la face, ce qui ne doit pas surprendre, puisque le remède ne pouvait être mis en contact avec le mal; il en serait probablement de même des affections du cuir chevelu, telles que le favus.

Le vice herpétique est considéré par tous les praticiens comme cause ou complication d'affections internes; nous pensons que dans ces cas les boues, jointes à l'usage de l'eau sulfureuse en boisson, sont indiquées; toutefois, nous ne pouvons rien affirmer à cet égard, d'après notre propre observation. Nous dirons seulement que les anciens médecins les conseillaient dans ces maladies.

Affections des voies urinaires. D'après tous les ouvrages qui ont été anciennement publiés sur cet établissement, il est certain que la gravelle était autrefois très-fréquente dans le Nord de la France et la Belgique; elle l'est beaucoup moins aujourd'hui. A quoi tient cette circonstance? C'est une question d'autant plus difficile à résoudre, selon nous, que, depuis un siècle et plus, l'usage des viandes, l'oisiveté, les travaux de cabinet, considérés par tous les auteurs comme cause de cette affection, se sont beaucoup accrus.

On voit donc aujourd'hui peu de graveleux aux thermes de Saint-Amand. Je n'en ai observé que cinq. Chez quatre, les graviers étaient formés d'acide urique : les urines ne charriaient plus de sable rouge lorsqu'ils quittèrent l'établissement. L'un de ces malades, riche propriétaire de Tournay, en rendait considérablement lorsqu'il se mit en traitement. Trois mois après son départ des thermes, il m'apprît par une lettre, que je possède encore, que sa maladie n'avait pas reparu. Le cinquième malade quitta les thermes dans l'état où il y était entré. Je n'ai pas constaté quelle était la composition chimique de ses graviers.

Cystite chronique. Chaque année l'établissement reçoit des sujets atteints de cystite chronique. L'effet des eaux est presque constant dans ces cas. Les sécrétions muqueuses ou purulentes de la vessie diminuent, les urines perdent leur odeur ammoniacale. Les malades quittent les thermes généralement satisfaits, mais ils ne sont pas guéris. L'un d'eux, très-connu dans le pays par la haute position qu'il y occupe, après avoir essayé toutes les eaux minérales prescrites dans le catarrhe de la vessie, nous revient depuis trois ans, assurant qu'il n'a jamais éprouvé de bons effets que de celles de Saint-Amand.

Albuminurie. Nous n'avons observé qu'un seul cas de cette affection redoutable dans cet établissement; c'était en 1853. Le malade venait de Paris. L'œdème était général; des pieds à la tête il était enflé, avait toute la peau d'une grande pâleur; les moindres mouvements provoquaient une excessive oppression; les urines contenaient considérablement d'albumine; tout indiquait une mort prochaine. A ma grande surprise et à celle de nos malades, une amélioration survint : l'œdème diminua, la peau se colora et le malade put marcher un peu sans trop d'oppression. Il quitta l'établissement pour rentrer dans sa famille, plein d'espoir de voir ce mieux se continuer; mais nous apprîmes qu'il était mort trois semaines après. Il était évident pour nous que l'amélioration qu'il avait éprouvée n'était pas l'effet du traitement, mais des excellentes conditions hygiéniques qu'il avait trouvées dans les thermes.

Maladie de l'appareil hépatique. Bien que tous les anciens médecins qui ont été attachés aux thermes de Saint-Amand rapportent de nombreuses observations de guérison d'affections du foie, nous n'en avons observé que quatre. Le résultat de la médication suivie nous a toujours fait regretter de ne pas en avoir vu un plus grand nombre. Chez l'un, la maladie était légère et se dissipa promptement; chez deux, le foie était volumineux, hypertrophié, dépassait les fausses côtes; les conjonctives chez l'un, toute la face chez l'autre, avaient une teinte ictérique très-prononcée, et les urines étaient safranées. Après le traitement, le foie chez l'un était revenu à son état normal, chez l'autre il était considérablement dégorgé, en un mot tous deux avaient éprouvé une très-grande amélioration du traitement, qui consiste dans les bains de boue, les douches et la boisson d'eau sulfureuse. Quant au quatrième, dont l'affection remontait à cinq ou six ans, il quitta l'établissement sans y avoir obtenu d'effets avantageux.

Maladie des voies de la respiration. Nous n'avons vu dans les thermes qu'un petit nombre de sujets atteints de laryngite chronique; tous ont quitté l'établissement sans y avoir obtenu la moindre amélioration. Quelques phthisies tuberculeuses ont paru s'amender un peu, soit par l'usage des eaux sulfureuses, soit par l'effet du séjour à la campagne ; mais nous avons appris que la maladie n'avait pas tardé à reprendre sa marche. Il n'en a pas été de même de vieilles bronchites qui se sont réellement amendées. Nous ne doutons pas que ces catarrhes chroniques, sans complication de tubercules ou d'hépatisation grise un peu étendue des poumons, ne s'améliorent grandement par nos moyens de traitement.

Maladie syphilitique. A l'époque où les thermes de Saint-Amand renfermaient un hôpital militaire, on y envoyait des soldats atteints d'affections vénériennes ; mais, depuis sa suppression, je ne pense pas que l'établissement ait reçu beaucoup de sujets affectés de cette maladie. En 1858, M. le docteur Bertrand, alors résidant à Lille, nous envoya un de ses clients qu'il avait traité pour une syphilis secondaire qui avait présenté pour principaux symptômes des ulcères dans la gorge et des excroissances volumineuses à l'anus. Les ulcères s'étaient dissipés sous l'influence de la médication antivénérienne, mais les excroissances avaient résisté, bien qu'elles eussent été traitées localement par les caustiques, le nitrate acide de mercure, croyons-nous. Il était question de les enlever par l'instrument tranchant, opération à laquelle le malade voulait se soustraire, car on ne lui avait pas caché qu'elle serait douloureuse, à cause du volume qu'elles avaient. Il ne faisait plus de traitement depuis trois mois. Après vingt-deux bains de boue, le malade retourna chez lui complétement débarrassé de ses excroissances.

Scrofule. La médication sulfureuse thermale est généralement conseillée en France dans la scrofule, mais moins pour combattre cette diathèse que ses manifestations, car ce n'est pas en un mois qu'on peut modifier l'organisation vicieuse à laquelle se lie cette maladie. D'ailleurs nous ne pensons pas qu'il existe de traitement capable de la combattre efficacement ; la nature seule a ce pouvoir. Presque toujours elle l'arrête quand les sujets ont atteint quinze ou vingt ans, quels que soient les moyens thérapeutiques employés sans succès avant cet âge.

Au nombre des accidents que détermine la scrofule, il faut mettre les engorgements, les abcès dans les parties molles qui environnent les articulations et la carie des os qui les forme ; dans ces cas, les boues activent les cicatrices, mais d'autres abcès se forment sur d'autres points, soit pendant le séjour des malades dans l'établissement, soit lorsqu'ils en sont sortis ; seulement, ce que l'on observe presque toujours, c'est que la santé générale s'améliore.

Tous les ans l'établissement reçoit des coxalgies qu'on regarde généralement comme un effet de la scrofule ; les enfants ne nous sont amenés que lorsque la tête du fémur a été chassée de sa cavité, et souvent que des abcès sont survenus dans le voisinage de l'articulation iléo-fémorale ; abcès fistuleux qui, comme on le sait, ne se guérissent qu'avec beaucoup de difficulté. Dans ces cas encore, le traitement n'a d'autres résultats que ceux dont nous avons parlé plus haut ; mais, chez six sujets, dont nous avons recueilli les observations, qui n'avaient point d'abcès, il n'en est pas survenu depuis le traitement, ce dont nous nous sommes assurés longtemps après. Si d'autres faits venaient justifier cette action préventive des boues, il serait bien avantageux d'avoir une médication qui ne pourrait sans doute, pas plus que tous autres moyens, remédier à la luxation du fémur, mais qui préviendrait les accidents dont nous parlons, qui en sont une conséquence fâcheuse, par suite de l'affaiblissement auquel entraîne une abondante suppuration.

Névralgies. Les névralgies sont heureusement influencées par les bains de boue quand leur siége permet d'appliquer le remède sur la partie souffrante, comme dans la sciatique. Le fait le plus grave de ce genre d'affection que nous ayons vu à nos thermes concernait un mineur atteint d'une névralgie intercostale qui avait résisté à tous les traitements pendant deux ans. Depuis lors, il avait été forcé de s'abstenir de son travail habituel. Il arriva aux thermes de Saint-Amand dans le mois de juin 1857. Il ne pouvait marcher que difficilement et le corps très-courbé; les douleurs se réveillaient toutes les nuits, ses souffrances lui avaient fait perdre l'appétit et rendu les digestions pénibles. Après un mois de traitement, les douleurs avaient complétement disparu, le corps s'était redressé et la marche était redevenue facile. Cette grande amélioration lui permit de reprendre son travail.

Maladie de l'appareil cérébro-spinal. Il ne sera ici question que des affections du cerveau et de la moelle épinière qui se sont traduites par la paralysie plus ou moins complète du mouvement ou du sentiment, et parfois de ces deux facultés des organes de la vie de relation ; nos moyens de traitement étant sans action sur toutes celles qui n'offrent pas ces symptômes.

Les paralysies ont été, depuis une vingtaine d'années, le sujet de travaux importants et d'observations nombreuses, éparses dans les journaux de médecine. On y voit combien l'étiologie de ces affections laisse encore à désirer, combien leur diagnostic est parfois incertain, à cause de la difficulté de leur assigner un siége dans les parties de l'axe cérébro-spinal qui, dans l'état physiologique, préside aux fonctions des organes et tissus organiques frappés dans leur contractilité ou leur sensibilité tactile.

Ces écrits ont établi avec non moins de certitude combien il est difficile de pouvoir toujours assurer, du vivant des individus, si la diminution, la perversion ou l'abolition de ces fonctions dépendent ou non d'une lésion matérielle de la pulpe nerveuse, en un mot si la maladie est symptomatique ou essentielle. Ils ont donc rendu un grand service à la science en montrant combien le médecin doit être circonspect quand il s'agit d'indiquer les causes, le siége et la nature de ces maladies; mais ils n'ont rien ajouté à ce qu'on savait déjà sur les moyens de les combattre.

En effet, le traitement des paralysies est aujourd'hui tel qu'il était depuis longtemps. On a, il est vrai, remis en usage l'électricité, tentée dans le milieu du siècle dernier, bientôt abandonnée pour être reprise avec enthousiasme après un oubli de cinquante ans, puis délaissée encore pendant un pareil laps de temps pour être réemployée dans ces dernières années, sans qu'il soit certain que ce moyen se maintienne dans la thérapeutique de ces maladies, malgré les améliorations qui ont été apportées dans son application.

Jusqu'à présent la médication sulfureuse reste la plus employée dans ces affections, parce que c'est elle qui compte le plus de succès. Or, c'est à ce titre que les boues de Saint-Amand se recommandent, aussi y voit-on chaque année un bon nombre de paralytiques.

Le célèbre Morand, qui avait observé les effets de ses eaux, écrivait au *Journal des Savants* (juin 1748) qu'il considérait les paralysies, la sciatique, le rhumatisme et les maladies des articulations comme celles qui s'y guérissaient le plus souvent.

Parmi les causes qui peuvent déterminer la paralysie, l'action du froid est une des plus fréquentes. Nous en avons observé ici un bon nombre d'exemples, et dans plusieurs cas elle a présenté une excessive intensité : il y avait perte du sentiment et du mouvement, et ces phénomènes morbides s'étendaient non-seulement aux extrémités inférieures, mais encore aux membres thoraciques, il y avait incontinence d'urine et constipation opiniâtre, cependant nous les avons vu se guérir toutes. Mais disons de suite que les paralysies qui tiennent à cette cause et que, pour cette raison, on peut considérer comme de nature rhumatismale, sont celles qui offrent le moins de résistance au traitement, malgré leur gravité apparente.

Dans trois cas de paralysie survenus à la suite de chutes ou de coups sur le rachis, un s'est complétement guéri dans une seule saison, et la maladie des deux autres s'est sensiblement améliorée. Nous avons vu également ces demi-succès chez deux sujets dont l'affection pouvait être difficilement rapportée à une lésion de la moelle épinière, bien qu'elle en présentât le symptôme le plus caractéristique : la paraplégie.

En 1861, nous avons observé tous les phénomènes morbides d'une affection de la moelle dans sa partie lombaire :

paraplégie, incontinence d'urine, constipation survenue pendant une entérite chronique qui survécut à la cause qui l'avait déterminée. Le malade, qui ne marchait qu'à l'aide d'un bras et d'une canne, put, à la fin de la saison, se passer de l'un de ces soutiens. Un second traitement, fait en 1862, dissipa presque entièrement sa maladie.

Nous avons rapporté à l'affection du cerveau trois cas de paralysie s'étendant à tous les membres, mais sans altération des fonctions de la vessie ni du rectum. Le plus intéressant est celui d'une jeune dame de Lille, qui, après un allaitement prolongé et de vifs chagrins causés par la mort d'un parent, éprouva des phénomènes nerveux des plus singuliers, la perte des forces dans les extrémités thoraciques et abdominales, avec anesthésie incomplète dans ces parties. Après deux ans de traitement infructueux, elle vint, en 1860, aux thermes de Saint-Amand. Elle ne pouvait alors faire quelques pas sans l'assistance de deux personnes. Après vingt-cinq bains de boue, la maladie était presque entièrement dissipée, elle l'était tout à fait un mois après la sortie de l'établissement. Le succès ne fut point aussi prompt ni aussi complet chez les deux autres paralysés dont la maladie n'avait non plus d'autres causes appréciables que des peines morales.

L'affection du cerveau chez deux autres malades pouvait encore moins être révoquée en doute. Chez tous deux elle était survenue à la suite d'excès de plaisirs énervants : l'un avait éprouvé de violentes douleurs à l'occiput et une diminution sensible de la vue ; l'autre un affaiblissement considérable des facultés intellectuelles ; chez tous deux, la sensibilité tactile et la contractilité musculaire étaient profondément altérées, mais bornées aux extrémités inférieures chez l'un, tandis qu'elles s'étendaient aux quatre membres chez l'autre. Celui-ci, habitant de Paris, revint aux thermes pendant trois saisons consécutives et y obtint une complète guérison ; l'autre, qui avait quitté l'établissement avec une amélioration très-manifeste, promettait bien d'y revenir; mais il succomba au typhus qui régnait dans la localité où il résidait [1].

Nous avons vu aux thermes bien d'autres malades frappés soit de paralysies, soit de désordres musculaires ataxiques de la vie de relation. Dans la plupart des cas, la maladie nous paraissait dépendre ou du ramollissement partiel de la substance cérébrale, ou de l'existence de tubercules ou d'autres produits anormaux, accidents que nous considérons comme tout à fait au-dessus des ressources de l'art, ne pensant pas, contrairement à quelques auteurs, que la pulpe encéphalique ou rachidienne désagrégée, comme dans le ramollissement, puisse reprendre sa consistance normale, du moins aucun fait d'anatomie pathologique n'a, croyons-nous, prouvé le contraire.

Maladies de la matrice et de ses annexes. Aucune médication, quelque bien indiquée qu'elle soit pour combattre une maladie, n'a le pouvoir de toujours la guérir. Beau-

1. Nous avons publié, au commencement de 1862, toutes ces observations (chez Jules Masson, libraire, rue de l'Ancienne-Comédie, 26, à Paris), dont on ne peut révoquer en doute l'authenticité, car toujours nous avons cité le nom des médecins qui avaient donné des soins aux malades, de même que les noms de ceux-ci, quand les convenances nous l'ont permis. Aujourd'hui nous pourrions ajouter à cette liste quatre autres observations, deux des sujets qu'elles concernent ont été complétement guéris, les deux autres ont quitté l'établissement avec une manifeste amélioration.

coup de causes peuvent la faire résister à son action : l'âge du sujet, les conditions hygiéniques dans lesquelles il se trouve, l'ancienneté de son affection, les désordres matériels qu'elle aura produits dans les organes où elle siége, mais, plus que tout autre, la résistance vitale, faculté de l'organisation, variable chez chaque individu, qui, faible, laissera une maladie légère marcher vers une terminaison funeste, quoiqu'elle soit parfaitement traitée, tandis qu'elle la vaincra, au contraire, lors même qu'elle sera très-grave et mal combattue, si elle a une grande énergie. C'est surtout dans les épidémies que ces faits s'observent. Qu'on ne s'étonne donc pas si, aux thermes de Saint-Amand, comme dans tous les autres, l'action du traitement n'est pas toujours favorable.

Quoi qu'il en soit, nous pouvons affirmer que, jusqu'à présent, nous n'avons pas vu nos agents thérapeutiques faillir dans aucun cas de maladies de la matrice, quand elles consistaient dans son engorgement ou son inflammation chronique, avec ou sans hypertrophie et ulcération de son col, ayant pour principal symptôme une difficulté de la marche, suite du déplacement de l'organe. A l'appui de ce que nous avançons, nous citerons le fait d'une dame que le docteur Josse, d'Amiens, amena aux thermes. Par suite d'un accouchement qui n'eut rien d'extraordinaire, il survint des accidents les plus graves vers la matrice et ses annexes. Elle dut garder le lit ou la chaise longue pendant *seize années* consécutives, malgré les soins très-éclairés qu'elle recevait de son médecin ordinaire et des praticiens les plus distingués de Paris. Elle vint quatre années de suite à l'établissement, prit chaque fois une trentaine de bains de boue et fut complétement guérie de cette cruelle maladie. D'autres faits de ce genre, mais moins graves, bien que les malades aient dû garder le lit pendant des mois et même des années, nous ont convaincu de la puissance des boues dans ces affections [1].

Ce qui prouve encore cette influence des boues sur le principal organe de la génération, c'est que presque toujours elles avancent l'époque des règles de sept à huit jours chez toutes les malades, même celles dont ce viscère n'est nullement affecté, et les rétablit lorsque la disménorrhée ne tient pas à une maladie très-grave ; aussi produisent-elles de très-bons effets dans la chlorose, quand cette affection se complique de la disparition ou du retard des règles.

Mais, nous le répétons, ce n'est que dans le cas où la maladie de l'utérus ou de ses annexes dépend d'une inflammation que le traitement réussit, il échouerait si elle était d'une tout autre nature.

Nous avons vu quelles sont les maladies qui se guérissent le plus souvent aux thermes de Saint-Amand et celles qui restent réfractaires au traitement qu'on y suit. Nous ajouterons toutefois qu'il ne faut pas en faire usage, à cause de l'excitation qu'il détermine, dans les affections qui s'accompagnent d'une fièvre vive, et quand l'estomac et les intestins sont fortement irrités, qu'on ne doit pas non plus les conseiller dans les maladies du cœur et des gros vaisseaux, et que les névropathiques ne trouveraient d'autre

1. Nous avons fait insérer ces observations dans les numéros des 5 et 12 septembre 1859 de l'*Abeille médicale*, nous pourrions aujourd'hui en publier d'autres.

soulagement à leurs maux que celui produit par les bonnes conditions d'hygiène qu'ils trouveraient aux thermes.

Nous terminerons ce que nous avons à dire sur l'action thérapeutique des agents de traitement que renferme cet établissement en rapportant les opinions des auteurs des ouvrages les plus estimés sur les Eaux minérales de France et de l'étranger.

« Les boues de Saint-Amand, dit M. Constantin James dans son ouvrage sur les Eaux minérales (3ᵉ édition), provoquent souvent vers la peau, surtout au début de la cure, une légère éruption rappelant assez celle qu'on observe à Loëche ou à Schinznach ; souvent alors il survient un mouvement fébrile qui se dissipe en même temps que l'éruption ; du reste, celle-ci ne paraît exercer qu'une influence secondaire sur le traitement.

« Ces bains de boue produisent d'excellents effets dans l'atrophie des membres, les foulures, la roideur des articulations, et surtout dans les affections rhumatismales. Elles ont plus d'une fois réussi merveilleusement en rappelant à l'extérieur certains venins cachés, certaines humeurs répercutées que les eaux les plus puissantes n'avaient pu, en quelque sorte, déraciner de la constitution. Enfin tous les anciens auteurs qui ont écrit sur les boues de Saint-Amand vantent leur efficacité contre les engorgements passifs du foie, les obstructions, qui résistent si souvent aux médications les mieux dirigées. »

On trouve l'article suivant, sur le même sujet, dans le *Traité des Eaux minérales de France*, par M. Roubeaux : « Saint-Amand est une petite ville à 12 kilomètres de Valenciennes ; ses sources, et surtout ses boues minérales, ont une réputation européenne. Ses eaux se sont montrées utiles dans les affections chroniques des voies digestives et dans les dermatoses. L'efficacité des boues a été constatée dans les paralysies, la sciatique, les rhumatismes, les entorses, les tumeurs blanches et les suites de fractures. »

Dans son ouvrage sur les Eaux minérales de France et de l'étranger, M. Durand-Fardel, médecin-inspecteur des eaux de Vichy, s'exprime ainsi sur les boues de Saint-Amand : « Ce sont surtout les rhumatismes chroniques, avec leur conséquence organique dans les muscles et les articulations elles-mêmes, qui réclament l'usage de cette médication; elles sont principalement indiquées dans les cas de lésions articulaires consécutives au rhumatisme, surtout dans le cas où, l'état rhumatismal ayant cessé de sévir par lui-même, les désordres articulaires offrent un caractère tout local et où il faut appliquer une médication plutôt résolutive qu'altérante, locale que diathésique (pages 213 et 461). »

Enfin, dans leur *Traité général pratique des Eaux minérales de France et de l'étranger*, MM. Petrequin et Socquet disent : « Les eaux minérales de Saint-Amand excitent l'appétit et la sécrétion intestinale; elles produisent pendant les premiers jours une diarrhée. En boisson, ces eaux combattent avec avantage la leucorrhée, la suppression menstruelle, les coliques néphrétiques. En bains et en douches, on les emploie avec succès dans les maladies cutanées, la gravelle, les atonies de l'urètre et de la vessie, les obstructions des entrailles et du foie. »

TROISIÈME PARTIE

Salubrité remarquable des thermes de Saint-Amand.

Le succès d'un traitement est d'autant plus assuré qu'il est aidé par des moyens qui impriment aux organes et surtout à l'estomac, vers lequel les autres réfléchissent leurs souffrances, une excitation qui en aide les fonctions. Au nombre des plus favorables à la santé, il faut compter les déplacements, les voyages, et surtout la pureté de l'atmosphère des lieux où l'on séjourne. Ces circonstances seules peuvent bouleverser des habitudes d'incommodité et suspendre parfois la marche d'une maladie, la guérir même si elle n'a rien de trop sérieux. Ce n'est pas seulement le médecin qui en connaît les avantages hygiéniques, mais encore les personnes étrangères à la médecine qui, aujourd'hui plus que jamais, fuient dans la belle saison les grands centres de population où se trouvent réunies tant de causes d'insalubrité.

Dès les premières années où nous avons été attaché aux thermes de Saint-Amand, nous avons été frappé de l'amélioration qui survenait dans la santé générale des malades, alors même que leur affection résistait au traitement; à plus forte raison l'observions-nous chez les personnes, toujours en assez grand nombre, qui les accompagnaient ou qui seulement venaient dans l'établissement pour jouir de la campagne. Chez les uns comme chez les autres, le bien-être se traduisait par une augmentation de l'appétit et des digestions faciles. Dans chaque saison, il venait des enfants dans un état maladif, mais sans lésion d'organe bien déterminée, qui, sous la seule influence de l'atmosphère des thermes, repartaient en bonne santé. Cet état de choses n'a point changé depuis. Il m'importait de savoir si ce que j'observais était particulier à l'établissement et ne s'étendait pas au delà. Je pris des renseignements à ce sujet, voici ce que j'appris.

Les thermes font partie d'un hameau appelé la *Croisette*, qui contient actuellement 542 habitants, ayant généralement l'aspect d'une santé vigoureuse. Le plus ancien médecin du pays, qui y exerce depuis quarante ans, n'a jamais vu dans cette petite localité de maladie régnante. Pendant l'épidémie de choléra de 1831, une seule personne succomba, et une autre pendant l'épidémie non moins funeste de 1849, tandis que la maladie sévissait cruellement dans toutes les communes des environs. La fièvre typhoïde, si commune ailleurs, ne s'est jamais présentée à la Croisette, d'après ce praticien, qu'à l'état sporadique; les cas en sont rares et peu graves ordinairement. Nous y connaissons deux individus, atteints de phthisie tuberculeuse depuis sept à huit ans. Depuis deux ans, leur maladie est enrayée et paraît marcher vers une heureuse terminaison. Ils n'ont jamais fait usage, pour tout traitement, que de l'huile de foie de morue.

On compte dans la Croisette un grand nombre de vieillards. Dans ce moment, il existe 88 personnes de soixante ans ou au-dessus de cet âge, ce qui est beaucoup pour une aussi faible population, d'après les tables de mortalité de Déparcieux.

A quoi tiennent les causes de salubrité des thermes de Saint-Amand? C'est, à n'en pas douter, à la forêt qui l'enveloppe de toutes parts au nord, à l'est et à l'ouest, ainsi qu'à la puissante végétation des terres arables qui les touchent au midi. A l'appui de cette opinion, nous rapporterons les conclusions suivantes d'un mémoire présenté à l'Académie des sciences, le 10 septembre 1862, par M. Kotmann, sur l'ozone qui s'exhale des plantes :

1° Les plantes dégagent du sein de leurs feuilles et de leurs parties vertes de l'oxygène ozonisé ;

2° Les feuilles des plantes dégagent pendant le jour de l'oxygène ozonisé en quantité pondérable plus grande que celui qui existe dans l'air ambiant ;

3° Les plantes de la campagne dégagent plus d'ozone que celles des villes pendant le jour ; cela devait être, puisque la vie végétative y est plus active et que les premières réduisent plus d'acide carbonique ;

4° De cette dernière observation, on peut inférer que l'air de la campagne, des habitations entourées de vastes jardins, de luzernières, de tréflières, de forêts, est plus vivifiant que l'air des villes ;

5° Dans les chambres d'habitations, l'oxygène n'existe généralement pas à l'état ozonisé.

D'après ces observations, qui ne font d'ailleurs que confirmer une opinion de tous les temps, on peut dire que la vie est d'autant plus assurée, toutes choses égales d'ailleurs, qu'on la passe au milieu de plantes abondantes et d'une active végétation. Dès-lors, on peut apprécier combien le séjour des thermes de Saint-Amand est favorable à la santé.

Cet établissement se trouve dans un pays plat qui peut ne pas satisfaire l'œil de l'artiste, mais qui assurément convient beaucoup à des malades comme les nôtres, dont la plupart ont la marche difficile et ne pourraient guère étendre leurs promenades sur un sol accidenté. Au reste, c'est une erreur de croire que les pays montagneux sont plus favorables à la santé que ceux dont le sol est plat. Des quinze départements de la France où la vie moyenne est la plus prolongée [1], il n'en est que deux qui sont montagneux, les Hautes-Pyrénées et la Haute-Garonne, encore n'occupent-ils que les derniers rangs, le quatorzième et le quinzième, et le règne végétal y tient-il une grande étendue de terrain. Les treize autres sont des pays de plaines ou du moins n'offrent que des coteaux.

1. Ce sont l'Orne, le Calvados, l'Eure-et-Loir, la Sarthe, l'Eure, le Lot-et-Garonne, les Deux-Sèvres, l'Indre-et-Loire, les Basses-Pyrénées, le Maine et-Loire, les Ardennes, le Gers, l'Aube, les Hautes-Pyrénées et la Haute-Garonne.

FIN.

TABLE DES MATIÈRES

Préface. 5
Aperçu historique des thermes de Saint-Amand. 9
Nature des eaux et des boues des thermes de Saint-Amand. 22
Mode d'administration et effets physiologiques des eaux et des boues des thermes de Saint-Amand. 32
Action thérapeutique des eaux et des boues de Saint-Amand dans le rhumatisme musculaire et articulaire. 37
— la goutte. 40
— les entorses, les luxations, les fractures. 47
— les plaies, les ulcères. 48
— les dartres. 48
— les affections des voies urinaires. 49
— la cystite chronique. 50
— l'albuminurie. 50
— les maladies de l'appareil hépatique. 51
— les voies de la respiration. 51
— la syphilis. 52
— la scrofule. 52
— les maladies de l'appareil cérébro-spinal. 54
— les maladies de la matrice et de ses annexes. . . 58
Salubrité remarquable des thermes de Saint-Amand. . . 63

www.ingramcontent.com/pod-product-compliance
Ingram Content Group UK Ltd.
Pitfield, Milton Keynes, MK11 3LW, UK
UKHW021313190726
13839UKWH00007B/1204